ANNÉE 1922

THÈSE
POUR

LE DOCTORAT EN MÉDECINE

N° 142

CONTRIBUTION A L'ÉTUDE

DES OCCLUSIONS CONGÉNITALES

DU DUODÉNUM

PAR

A. E. LEVY

Né le 29 Août 1895, à Compiègne

Président : M. COUVELAIRE

PARIS

AMÉDÉE LEGRAND, Éditeur

93, BOULEVARD SAINT-GERMAIN

1922

THÈSE

POUR

LE DOCTORAT EN MÉDECINE

ANNÉE 1922 # THÈSE N°

POUR

LE DOCTORAT EN MÉDECINE

CONTRIBUTION A L'ÉTUDE

DES OCCLUSIONS CONGÉNITALES

DU DUODENUM

PAR

A.-E. LÉVY

Né le 29 Août 1895, à Compiègne (Oise)

Président : M. COUVELAIRE, Professeur

PARIS

AMÉDÉE LEGRAND, ÉDITEUR

93, BOULEVARD SAINT-GERMAIN, 93

1922

Faculté de Médecine de Paris

DOYEN .... M. ROGER

PROFESSEURS .... MM.

Anatomie	NICOLAS
Anatomie médico-chirurgicale	CUNÉO
Physiologie	CH. RICHET
Physique médicale	André BROCA
Chimie organique et chimie générale	DESGREZ
Bactériologie	BEZANÇON
Parasitologie et Histoire naturelle médicale	BRUMPT
Pathologie et Thérapeutique générale	MARCEL LABBÉ
Pathologie médicale	RENON
Pathologie chirurgicale	LEGENE
Anatomie pathologique	LETULLE
Histologie	PRENANT
Pharmacologie et matière médicale	POUCHET
Thérapeutique	CARNOT
Hygiène	LÉON BERNARD
Médecine légale	BALTHAZARD
Histoire de la médecine et de la chirurgie	MÉNÉTRIER
Pathologie expérimentale et comparée	ROGER
Clinique médicale	ACHARD / WIDAL / GILBERT / CHAUFFARD
Hygiène et clinique de la 1re enfance	MARFAN
Clinique des maladies des enfants	NOBÉCOURT
Clinique des maladies mentales et des maladies de l'encéphale	X
Clinique des maladies cutanées et syphilitiques	JEANSELME
Clinique des maladies du système nerveux	PIERRE MARIE
Clinique des maladies contagieuses	TEISSIER
Clinique chirurgicale	DELBET / LEJARS / HARTMANN / GOSSET
Clinique ophtalmologique	DE LAPERSONNE
Clinique des maladies des voies urinaires	LEGUEU
Clinique d'accouchement	BAR / COUVELAIRE / BRINDEAU
Clinique gynécologique	J. L. FAURE
Clinique chirurgicale infantile	Auguste BROCA
Clinique thérapeutique	VAQUEZ
Clinique oto-rhino-laryngologique	SÉBILEAU
Clinique thérapeutique chirurgicale	DUVAL

AGRÉGÉS EN EXERCICE

MM.

ABRAMI	DUVOIR	LARDENNOIS	RATHERY
ALGLAVE	FIESSINGER	LE LORIER	RETTERER
BASSET	GARNIER	LEMIERRE	RIBIERRE
BAUDOIN	GOUGEROT	LEQUEUX	RICHAUD
BLANCHETIÈRE	GRÉGOIRE	LEBEBOULLET	ROUSSY
BRANCA	GLÉNIOT	LÉRI	ROUVIÈRE
CAMUS	GUILLAIN	LEVY-SOLAL	SCHWARTZ (A)
CHAMPY	GUILLEMINOT	MATHIEU	TANON
CHEVASSU	HEITZ-BOYER	METZGER	TERRIEN
CHIRAY	JOYEUX	MOCQUOT	TIFFENEAU
CLERC	LABBÉ (HENRI)	MULON	VILLARET
DEBRÉ	LAIGNEL-LAVASTINE	OKINCZYC	
DESMARET	LANGLOIS	PHILIBERT	

A LA MÉMOIRE DE MON PÈRE
LE COLONEL S. J. LÉVY
OFFICIER DE LA LÉGION D'HONNEUR

Mort pour la France

A LA MÉMOIRE DE MON FRÈRE
LE SOUS-LIEUTENANT PAUL LÉVY
OBSERVATEUR EN AVION
CHEVALIER DE LA LÉGION D'HONNEUR

Mort pour la France

A MA MÈRE
Dont l'amour maternel a été jusqu'au
sacrifice.

A LA MÉMOIRE DE MES COUSINS
JACQUES MILLAUD
ASPIRANT D'INFANTERIE
ET
MARCEL MOSSÉ
SOLDAT D'INFANTERIE
MÉDAILLÉS MILITAIRES

Morts pour la France

A MA GRAND'MÈRE

A MON ONCLE LE DOCTEUR MOSSÉ
PROFESSEUR DE CLINIQUE MÉDICALE A LA FACULTÉ
DE TOULOUSE
CHEVALIER DE LA LÉGION D'HONNEUR

Faible témoignage de gratitude pour
ses judicieux conseils.

A MES CAMARADES DE COMBAT

8° ZOUAVES BIS

110° R.A.L.

104° R.A.L.

A LA MÉMOIRE DU DOCTEUR CARRIEU
PROFESSEUR DE CLINIQUE MÉDICALE
A LA FACULTÉ DE MÉDECINE DE MONTPELLIER
CHEVALIER DE LA LÉGION D'HONNEUR

qui nous apprit à examiner un malade et nous fit l'honneur de nous confier un service.

A MES MAITRES
DE LA FACULTÉ DE MONTPELLIER

DOCTEUR TEDENAT
OFFICIER DE LA LÉGION D'HONNEUR
PROFESSEUR DE CLINIQUE CHIRURGICALE

En hommage de son élève et de son opéré

DOCTEUR VALOIS
CHEVALIER DE LA LÉGION D'HONNEUR
PROFESSEUR DE CLINIQUE OBSTÉTRICALE

Dont l'enseignement nous fut si profitable et décida de notre orientation en obstétrique.

DOCTEUR ESTOR
PROFESSEUR DE CLINIQUE CHIRURGICALE INFANTILE

DOCTEUR VIRES
PROFESSEUR DE THÉRAPEUTIQUE

DOCTEUR DUCAMP
CHEVALIER DE LA LÉGION D'HONNEUR
PROFESSEUR DE CLINIQUE MÉDICALE

Au Docteur OMBREDANNE
Professeur agrégé a la Faculté de médecine
de paris
Chirurgien des hopitaux
Officier de la Légion d'Honneur

Qu'il reçoive ici le faible témoignage
de notre gratitude et de notre admiration

au Docteur CHAMPEAU
Moniteur d'Accouchement
a la Faculté de médecine de Paris

En souvenir de son enseignement au
cours des nuits de garde de la clinique Baudelocque

au Docteur POWILEVICZ
Chef de clinique
adjoint a la Faculté de médecine de Paris

En témoignage de gratitude pour l'aide
qu'il nous apporta pour cette thèse

aux Moniteurs et aux Sages-Femmes
de la Clinique Baudelocque

A MON MAÎTRE ET PRÉSIDENT DE THÈSE

Monsieur le Professeur COUVELAIRE

En le remerciant de la bienveillance
qu'il nous a toujours témoignée et du
grand honneur qu'il nous fait en ac-
ceptant la présidence de notre thèse.

AVANT-PROPOS

Sur le point de terminer nos études médicales, il nous est à la fois doux et cruel de jeter un coup d'œil en arrière. La guerre, en effet, est venue brutalement nous interrompre et a changé l'orientation de bien des choses. Des êtres chers ont disparu dans la tourmente et les vides se sont faits nombreux autour de nous : aussi, avant toute autre chose, voulons-nous reporter notre souvenir sur tous ceux qui sont tombés pour cet idéal irréalisable : la Paix définitive. Hélas ce n'est qu'une utopie et, depuis six mille ans qu'il y a des hommes et qui pensent, leur première pensée a toujours été de s'entre-tuer. Et c'est en cela que notre profession nous paraît la plus belle de toutes car nous voulons, dans la mesure de nos faibles moyens, non seulement soigner et si cela se peut guérir, mais aussi rendre meilleurs, physiquement et moralement.

Car dans notre époque de vie à outrance, où toutes les passions sont déchaînées, où la notion du bien et du mal tend de plus en plus à disparaître, le Médecin a remplacé le Prêtre et peut, par ses conseils, ramener dans la bonne voie les malheureux qui s'en sont éloignés. Et pour nous surtout, obstétriciens et gynécologues qui voyons de près les misères féminines, qui assistons souvent à des drames navrants, combien de fois pouvons nous, par des encouragements, par notre soutien moral sauver des existences qui paraissent vouées à la disparition. Aussi croyons-nous fermement à l'influence du Médecin dans la société ; nous pensons, en effet, que non contents de soigner le corps le médecin se doit à lui-même et aux maîtres qui l'ont éduqué de soigner l'âme.

Nous ne pouvons nous souvenir sans émotion de cette simple phrase entendue aux obsèques de notre maître respecté et aimé, le Professeur Carrien et dite par une très vieille femme du peuple qui était venue joindre ses larmes aux nôtres : « Vous ne savez pas ce que les pauvres perdent avec sa mort ». Certes, le médecin doit vivre, tenir son rang social, mais il ne devrait jamais oublier les immortelles paroles du serment d'Hippocrate : « Je donnerai gratuitement mes soins à l'indigent ». Et c'est pourquoi nous voudrions voir s'élever la protestation indignée de tous les médecins dignes de ce nom contre les quelques rares brebis galeuses qui déshonorent notre profession, et qui, non contents de mal soigner leurs malades, les trompent sur la gravité et les conséquences de leur état.

Qu'il nous soit permis, maintenant, de dire toute la reconnaissance que nous portons aux Maîtres qui nous ont enseigné ce que nous savons et à qui nous devons la formation de notre esprit médical.

Tout d'abord que le Professeur Carrieu, qui nous fit le grand honneur de nous confier un service alors que, revenant de la guerre, nous considérions avec terreur l'avenir sombre qui s'ouvrait devant nous. Jamais ses conseils, ses encouragements, ses soins éclairés ne nous ont manqués. Et quand, parfois, il devait nous reprendre, c'est avec reconnaissance que nous acceptions ses observations qui, toutes et toujours, étaient faites pour le bien du malade et notre bien propre.

Vivante image de la conscience professionnelle à laquelle il joignait un savoir presque inépuisable, c'est à lui que nous devons de savoir examiner un malade, de rechercher méthodiquement et patiemment les signes de son mal, de ne pas nous décourager devant les difficultés qui se présentent.

Au Professeur Tédenat et au Professeur Valois, nous voulons dire ici tout ce que leur enseignement nous a été profitable. Sous des dehors parfois brusques, nous avons appris à connaître tout ce que leur cœur pouvait contenir de bienveillance.

Puis, quand les circonstances nous amenèrent à venir terminer nos études à Paris, ce fut dans le service du Docteur Ombredane que nous vînmes de suite. Devant sa virtuosité chirurgicale jointe à son inépuisable ingéniosité, nous sommes toujours restés en admiration. Qu'il nous soit permis de lui dire ici toute notre reconnaisssance.

Enfin nous sommes venus nous spécialiser en obstétrique à la Clinique Baudelocque où l'accueil bienveillant du Professeur Couvelaire nous encouragea à passer plus d'une année. Sous sa direction nous avons complété les notions d'obstétrique que le Professeur Valois nous avait inculquées et ce sera toujours pour nous un souvenir agréable que de revoir les nuits de garde de la clinique où, sous l'égide du docteur Champeau, moniteur des travaux pratiques à la Faculté de médecine, notre petit groupe de camarades s'exerçait de son mieux à l'art difficile des accouchements.

Que tous nos camarades reçoivent ici le témoignage de notre affectueuse estime : Mlle Debray, dont le spirituel enjouement était le petit rayon de soleil venant éclairer nos nuits de garde ; Trotsky joignant à un profond esprit scientifique l'art d'une observation pénétrante ; Merlin dont le doux scepticisme semblait parfois nous ramener à l'époque des philosophes antiques, et tous les autres, Millot, Ginsbourg, dont la camaraderie si cordiale était comme un stimulant au travail.

Je ne veux pas oublier les sages-femmes de la clinique, Mme Beauregard, Mlles Bernard, Maulinet, Leleu, Tauzin, Bayard et Danet, qui furent toujours pour nous d'agréables camarades, en même temps que de parfaites monitrices pour tous les petits détails pratiques qui ne sont pas toujours enseignés dans les Facultés ; qu'elles reçoivent, en cette place, l'assurance de toute notre respectueuse amitié.

INTRODUCTION

Une observation d'occlusion duodénale congénitale chez un nouveau-né à terme, faite à la Clinique Baudelocque, en novembre 1921, et que nous
avons étudiée avec MM. Lelièvre et Powilevicz, a at-
tiré notre attention sur cette malformation excep-
tionnelle dont il existe peu de cas dans la littérature
médicale.

Il nous a paru intéressant d'en exprimer l'étude
d'après les observations déjà existantes et celle qui
était entre nos mains.

Il est difficile de trouver la cause réelle de cette
malformation et le petit nombre d'observations publiées ne permet pas de se baser sur des documents
assez nombreux. Le diagnostic en a été le plus souvent posé post-mortem, cependant dans quelques
cas, il a été possible d'intervenir et bien que les résul-
tats aient tous été fâcheux, il est cependant permis
d'espérer qu'un diagnostic précoce pourrait permet-
tre de sauver les nouveau-nés présentant cette malformation.

Bien que ne nous basant que sur des présomptions,
et sans pouvoir affirmer catégoriquement cette opi-

tion, il nous paraît que dans les cas observés, l'occlusion congénitale du duodénum pourrait de par l'histoire obstétricale être due à la syphilis.

Ces réserves faites, nous allons, après un résumé rapide de l'embryologie de l'intestin grêle, étudier l'aspect clinique de cette malformation et donner quelques observations déjà publiées à ce sujet.

RÉSUMÉ DE L'EMBRYOGÉNIE
DE L'INTESTIN GRÊLE

Résumé de l'embryogénie de l'intestin grêle.
L'intestin se développe aux dépens du feuillet interne du blastoderme et prend d'abord la forme d'un
tube rectiligne rattaché à la paroi postérieure de l'abdomen par une lame mésodermique qui est le mé-
sentère primitif. Bientôt apparaît au-dessous du cœur
un renflement qui deviendra l'estomac, puis au 3ᵉ
mois l'estomac et l'intestin primitif subissent des
transformations et des déplacements : l'estomac
tourne autour de ses deux axes de façon à prendre à
peu près la position qu'il occupe chez l'adulte. L'intestin grêle, s'allongeant, décrit des flexuosités nom-
breuses. Laissons de côté le développement du gros
intestin et voyons comment paraissent les tuniques
intestinales. Tout d'abord constatons que celles-ci
apparaissent progressivement de l'estomac à l'anus.
Mais quelle que soit la portion d'intestin considérée,
l'ordre d'apparition est le même : d'abord, les faisceaux circulaires de la musculeuse, puis le chorion,
ensuite le plexus d'Auerbach, enfin les glandes, les
faisceaux longitudinaux de la musculeuse et la mus-

cularis mucosæ. Les glandes de Lieberkuhn se forment plus tard, vers le 4ᵉ mois jusqu'au 8ᵉ, les villosités paraissent bien développées vers le 3ᵉ mois ; les follicules clos et les glandes de Payer n'apparaissent qu'à la naissance et se développent jusqu'à l'apparition des dents.

De tout ceci, il résulte que le tube digestif, du cardia au rectum, est primitivement un tube unique et que son occlusion ne peut pas être due à un arrêt de développement. Il semblerait, au contraire, rationnel d'admettre qu'il s'est produit dans ce cas soit une invagination analogue à celle du nourisson de 7 à 8 mois et aboutissant à la sténose, soit plutôt, vu l'anatomie pathologique de ces lésions une sclérose d'une portion de l'intestin due à une maladie intra-utérine.

ÉTUDE ANATOMO-PATHOLOGIQUE

L'oblitération du duodénum, comme en général les oblitérations congénitales de l'intestin grêle, consiste le plus souvent en la présence d'une sorte de membrane, d'épaisseur variable, fermant en cul de sac les deux segments de l'intestin. Parfois ces deux segments sont séparés, comme dans l'observation I. Suivant le niveau de l'oblitération au-dessus ou au-dessous du cholédoque, le segment supérieur ou le segment inférieur est coloré par la bile. La paroi intestinale est normale et ne présente pas trace de lésion. Par suite de l'obstacle apporté au passage du bol alimentaire, l'estomac et la première portion de l'intestin sont dilatés à tel point, qu'à l'ouverture de l'abdomen il semble qu'on se trouve en présence d'un estomac biloculaire. Par contre, la portion d'intestin en aval de la lésion peut être atrophiée et a été comparée à un « intestin de poulet ».

ASPECT CLINIQUE ET DIAGNOSTIC

L'aspect clinique de l'affection est toujours le même : les vomissements apparaissent dès la naissance et persistent malgré tout traitement. Ces vomissements se font le plus souvent sans effort, quand la lésion siège au-dessus de l'abouchement du cholédoque ; ils ne sont pas teintés de bile. On note une émission normale de Méconium, puis au bout de deux à trois jours les vomissements deviennent porracés. L'enfant diminue de poids d'une manière exagérée, ses traits se tirent, ses fontanelles se creusent et si on examine longuement l'abdomen on peut noter du péristaltisme intestinal. Le diagnostic se pose entre le médiospasme, la sténose du pylore et l'occlusion du duodénum.

Au palper de l'abdomen, on arrive, dans la sténose hypertrophique du pylore, à constater l'existence d'une petite tumeur dure au niveau du pylore, du moins c'est ce qu'affirment les chirurgiens anglo-saxons, Fredet, en France, n'étant pas aussi catégorique. Dans le médiospasme décrit par M. Variot, les vomissements, en fusée, peuvent céder au traitement médical.

A la radiographie, on ne peut que constater l'imperméabilité du duodénum et une dilatation considérable de l'estomac et de la portion du tube digestif situé au-dessus de la lésion.

Parfois, rarement il est vrai, on a constaté des hématémèses.

Enfin, il arrive que l'on constate des convulsions.

Le diagnostic se base : 1°) Sur l'existence des vomissements dès la naissance ; 2°) Sur l'absence de bile dans les matières rejetées.

TRAITEMENT

Un seul traitement est rationnel (obs. III) c'est la laparotomie suivie d'entéro-anastomose. Malheureusement, l'opération n'a été pratiquée qu'une fois dans ce cas et l'intervention, trop tardive, fut fatale à l'enfant.

OBSERVATIONS

OBSERVATION I

MM. Porak et Bernheim, in Thèse Froelinger, 1899

Il s'agit d'un enfant né à 8 mois. La mère en est à sa deuxième gestation. La première fut terminée de même au 8ᵉ mois, et le premier enfant est mort de 2 à 5 mois. La deuxième gestation est hydramniotique. L'enfant, vivant, pèse 1.840 gr. et vomit en noir dès la naissance. Il émet un peu de méconium, puis meurt le 3ᵉ jour.

A l'autopsie on constate que l'estomac, très dilaté, se termine par une poche fermée en cul-de-sac. Cette poche représente la première portion du duodénum qui est séparé complètement de sa seconde portion qu'on trouve au niveau du pancréas.

OBSERVATION II

M. D. Macé, in Bull. Soc. Obst. de Paris, décembre 1899

Il s'agit d'un enfant né dans le service du Prof. Budin. Hydramnios 8 litres. L'enfant paraissant bien conformé vomit bientôt après chaque têtée puis meurt le 3ᵉ jour.

Autopsie : Foie petit (85 gr.) et noirâtre. Estomac très dilaté débordant de un travers de doigt le bord anté-

rieur du lobe gauche. La masse de l'intestin grêle est
repoussée à droite et présente un aspect vermiforme.
L'estomac ressemble à un croissant dont les deux bran-
ches, d'aspect différent, sont séparées à leur union par
un rétrécissement très accusé. A l'incision on constate
que la partie moyenne représente le pylore et la seconde
branche la première portion du duodénum qui est séparée du reste de l'intestin par une cloison translucide.

OBSERVATION III

MM. Maygrier et Jeannin, in Bul. Soc. Obst., Paris 1900

Cette observation est presque calquée sur la précé-
dente : Enfant né avant terme, poids 2.800. Placenta
480. Les vomissements apparaissent sitôt la naissance,
après chaque tétée. Il y a évacuation de méconium. Le
diagnostic d'obstacle sur la première portion du duodénum est posé d'après les vomissements ne contenant pas
de bile, et l'émission de méconium. On décide d'intervenir le 3ᵉ jour : laparotomie suivie d'entéro-anastomose. L'enfant meurt huit heures après l'intervention.

A l'autopsie, on constate que la première portion du
duodénum est terminée en cul-de-sac et séparée de la seconde par une membrane imperméable.

OBSERVATION IV

Due à l'obligeance de MM. Lelièvre et Powilewicz
Obs. nº 1774, An 1921 de Clinique Baudelocque

Il s'agit d'un enfant né à terme le 25 octobre 1921. Du
côté maternel on note un avortement de deux mois en

1918, suivi de deux curettages pour métrorragies. Durant cette dernière gestation, le diagnostic d'hydramnios fut porté et lors de l'accouchement on recueillit près de six litres de liquide. L'accouchement fut spontané, l'enfant, criant dès la naissance, pesait 3.800 gr. et le placenta 550. Le ventre est gros.

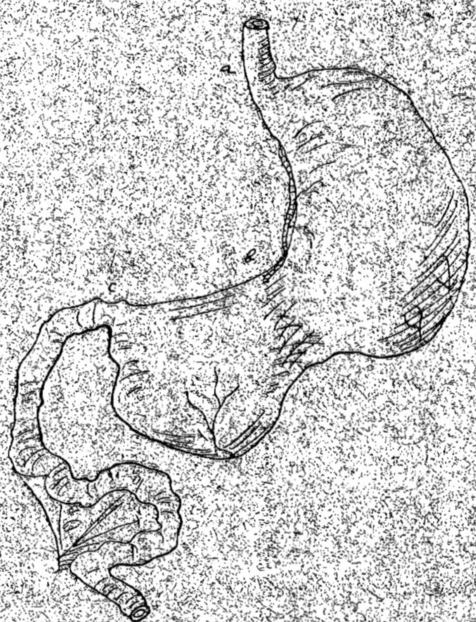

a. Cardia ; *b.* Pylore ; *c.* Siège du cloisonnement.

L'enfant est surveillé dans les jours qui suivent. Le 27 octobre, sa température est de 38°5, et à l'auscultation on découvre un foyer de broncho-pneumonie au sommet gauche. Le ventre est toujours un peu ballonné et lors de l'examen, l'enfant qui, depuis 24 heures, est à l'eau sucrée, présente, sans effort, un vomissement porracé. L'émission de méconium est normale. Le 28 au matin, l'enfant meurt. L'autopsie est pratiquée et on fait les constatations suivantes :

Œdème généralisé des deux poumons. A droite, foyer plus marqué de congestion et d'œdème. Cœur normal. Au niveau du foie, piqueté hémorragique, superficiel avec un sillon sur la face convexe ; le foie n'est pas augmenté de volume, n'est pas dur à la coupe mais paraît congestionné. Les reins sont congestifs, la rate de volume normal. Enfin, si l'on examine la partie supérieure du tube digestif un examen rapide fait penser à la présence d'un estomac biloculaire. Pour vérifier cette constatation, on sectionne le bord supérieur des deux poches. On s'aperçoit alors que le pylore est en fait représenté par la portion rétrécie, qu'il est perméable, qu'en deçà la première poche représente l'estomac et au-delà la deuxième poche, légèrement ecchymotique, est constituée par le duodénum distendu. Cette deuxième poche ne se continue pas avec le reste du tube digestif, il existe, l'en séparant, un cloisonnement complet à direction oblique de haut en bas et de droite à gauche. Ce cloisonnement est situé juste au-dessus de l'embouchure du canal cholédoque et à ce niveau la paroi intestinale est colorée par la bile qui fait par contre abolument défaut dans la 2ᵉ poche.

Nous avons complété cet examen macroscopique par un examen histologique dont voici le résultat.

1ʳᵉ poche. Paroi d'épaisseur normale, muqueuse plissée, festonnée. Structure normale. Rien à signaler du côté de la séreuse et des plans musculaires. La sous-muqueuse est soulevée au niveau des replis de la muqueuse. La muscularis mucosæ est très nette. *Muqueuse :* les festons muqueux sont garnis par les débouchés des glandes et sont tassés les uns contre les autres. Le revêtement en est constitué par des cellules à mucus fermées et ces éléments s'invaginent dans le canal des glan-

des. Ces cloisonnements font d'ailleurs défaut en cer-
tains points (pièce cadavérique).

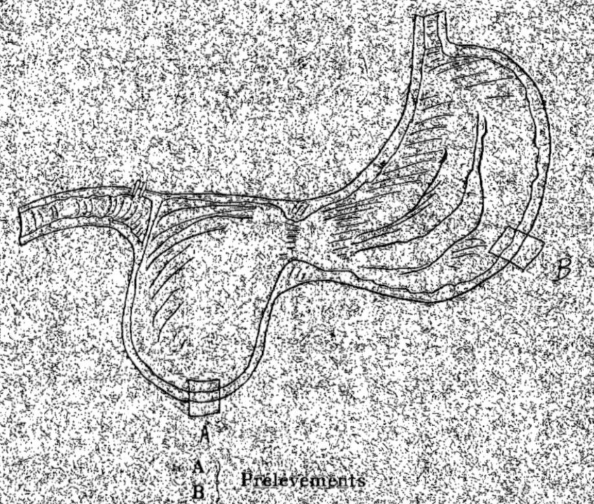

Les glandes sont très rapprochées, juxtaposées ; septa
conjonctif très mince, représenté par des fibrilles col-
lagènes avec quelques noyaux aplatis. L'épithélium glan-
dulaire est désinséré de la basale d'où difficulté dans la
lecture des coupes ; toutefois, il est possible de recon-
naître quelques cellules autour de la lumière glandulai-
re en collapsus et d'autres éléments plus volumineux ex-
térieurs aux premiers, parfois restés au contact de la basale et qui sont des cellules bordantes. Il n'existe pas
d'infiltration lymphoïde. Il s'agit donc de la région fun-
dique stomacale.

2° *poche*. Paroi assez mince, moitié moins épaisse
que la poche stomacale. La réduction d'épaisseur porte
principalement sur la muqueuse. *Constitution* : en al-
lant de l'extérieur à l'intérieur on rencontre successive-

ment : 1) La séreuse et la sous-séreuse très lâche avec de
gros vaisseaux et des suffusions sanguines dans la trame
conjonctive. 2) La tunique musculaire avec ses deux
plans, longitudinal externe et circulaire interne. 3) La
sous-muqueuse qui est peu développée et où l'on note
de gros vaisseaux et l'absence de glandes. 4) La muscularis mucosæ où le plan des fibres longitudinales est
surtout net. 5) La muqueuse ayant un aspect anormal et
où trois points sont à relever : a) Il n'y a pas de villosités. b) Il existe une raréfaction des glandes. c) On note
des suffusions sanguines dans le chorion.

Si on examine en détail : 1. L'épithélium de surface
est desquamé sur presque toute l'étendue des prépara-
tions. Aux rares points où il est conservé il est représenté par des éléments cubiques ou cylindriques à plateau.
2. Les glandes sont rares, espacées, leur épithélium est
décollé de la membrane basale ; la lumière est assez ré-
duite ; cellules cylindroconiques assez sombres, noyau
basal, pôle apical avec plateau. Entre ces cellules on découvre des cellules à pôles libres, claires, à disposition
vacuolaire : ce sont les cellules caliciformes. Il n'existe
pas d'infiltration lymphoïde. 3. Stroma, ou chorion :
aspect de tissu conjonctif lâche. Cellules fixes peu abondantes. Anastomoses dans une apparence de réseau
dans les mailles duquel on note çà et là quelques héma-
ties ; ces dernières sont surtout abondantes dans la zone
tout à fait superficielle du chorion, c'est-à-dire dans la
couche sous-épithéliale.

Intestin pris au delà du cloisonnement : Même aspect
général, mais la surface interne est parsemée de villosités disposées à la surface des plis (valvules conniven-
tes) ; les glandes, du même type tubuleux, ne dépassent
pas la muscularis mucosæ. Çà et là, dans le chorion,
entre les culs-de-sacs glandulaires et la muscularis mucosæ existent des nodules lymphoïdes.

Étude de la cloison. — La cloison est constituée par deux feuillets muqueux adossés.

I. *Muqueuse regardant la poche duodénale* : Surface irrégulière avec quelques saillies minces qui sont les restes des villosités. Il n'existe plus d'épithélium de revêtement. On a directement du tissu conjonctif. Les glandes qui ont la même disposition que dans la poche duodénale sont assez espacées. Pas d'infiltration lymphoïde ni de suffusion sanguine. La muscularis mucosæa est normalement développée.

II. *Muqueuse regardant le tube intestinal* : Diffère de l'autre versant par ses villosités plus nettes, plus longues, ses glandes plus abondantes. Il existe les mêmes détails histologiques concernant le stroma et la muscularis.

III. *Axe de la cloison* : Les deux muqueuses que nous venons de décrire sont adossées à un plan musculaire dont elles sont séparées par une couche sous-muqueuse assez mince. La couche musculaire comprend des faisceaux musculaires lisses coupés en long et en oblique ; enfin, on peut noter la présence de vaisseaux assez volumineux (artères et veines).

L'examen histologique confirme donc l'examen macroscopique. Quelle est l'origine de cette cloison ? Peut-être peut-on penser à une extension anormale du repli horizontal qui existe au-dessus du cholédoque. Quant à la cause de cette malformation doit-on incriminer la spécificité ? L'avortement antérieur et l'hydramnios actuel permettent d'y penser. Signalons simplement que la recherche du Bordet Wassermann est négative.

DISCUSSION DES OBSERVATIONS

Des quatre observations que l'on vient de lire, il faut tout d'abord conclure que l'occlusion de la seconde portion du duodénum est une affection rare, puisqu'en 30 ans, il n'en existe que quatre observations en langue française. Les auteurs étrangers en ont publié quelques-unes, mais sans détail d'autopsie très nets (Ibrahim en particulier en a donné quelques exemples en 1908). Au point de vue obstétrical, 3 des femmes, mères des enfants présentant la malformation étudiée, sont signalées comme présentant de l'hydramnios ; pour la quatrième, il ne semble pas y en avoir ; dans les observations I et IV, il a eu soit un accouchement avant terme, soit un avortement. Pour l'observation III, le placenta pèse 480 pour un enfant de 2.800, ce qui est tout juste la limite donnée par la loi de Pinard. Évidemment, dans aucun de ces cas, on ne signale de stigmates de spécificité. Et même dans l'obs. IV, la réaction de Bordet-Wassermann est négative. Cependant, à l'heure actuelle, les auteurs sont à peu près d'accord pour admettre l'origine spécifique de l'hydramnios. Pour les

avortements et accouchements avant terme, on sait
que la syphilis en est cause dans 60 % des cas.

Devant de semblables présomptions, nous croyons
pouvoir admettre que l'occlusion duodénale est une
malformation causée par la syphilis héréditaire au
même titre que le bec de lièvre ou la spina bifida,
bien que complètement différente au point de vue
étiologie embryologique, étant une malformation
par excès, tandis que bec de lièvre et spina bifida
sont des malformations par défaut.

CONCLUSIONS

I. — L'occlusion congénitale de la seconde portion du duodénum est une affection très rare. Cette malformation peut avoir son siège au-dessus ou au-dessous de l'abouchement du canal cholédoque.

II. — Son extrême rareté fait que l'on y pense peu, cependant elle doit être diagnostiquée du médiospasme et de la sténose hypertrophique du pylore.

III. — La syphilis joue probablement un rôle dans son étiologie.

IV. — Souvent trouvaille d'autopsie, le cloisonnement complet du duodénum commande, s'il est diagnostiqué pendant la vie, l'entéro-anastomose.

Vu le Doyen,

ROGER

Vu le Président,

COUVELAIRE

Vu et permis d'imprimer :
Le Vice-Recteur de l'Académie de Paris,

APPEL

BIBLIOGRAPHIE

Poirier, Charpy, Cunes. — Traité d'anatomie humaine.

Branca. — Histologie.

Richard. — Syndrome de la sténose du pylore chez le nourrisson, Thèse Paris, 1905.

Enstein. — De la sténose du pylore chez le nourrisson, Thèse, Paris 1912.

O. Macé. — Oblitération complète du duodénum au dessus de l'ampoule de Vater, *Bul. Soc. Obl.*, 1899.

Maygnier et Jeannin. — Occlusion congénitale de la région du pylore, *Bul. Soc. Obst.*, 1900.

Fredet et Guillemot. — *Annales de Gynécologie et d'Obstétrique*, 1910.

Frælinger. — Rétrécissements congénitaux de l'intestin grêle, Thèse Paris, 1893.

Ducros. — Imperforations et rétrécissements de l'intestin grêle, Thèse Paris, 1894.

Lefèvre. — Sténose hypertrophique du pylore, Thèse Paris, 1914.

Comby. — Rétrécissement congénital du duodénum. — *Archives de Médecine des Enfants*, 1921.

Ibrahim. — Die Erkennung und Interne Bechandlung der hypertrophischen (spaticher). Pylorustenose der Songling. — *Therap. Monatschrift*, Berlin 1908.

Gibot. — Thèse Paris, 1900.

Guyot. — Rétrécissement du duodénum. — Bul. Soc.
Anat., Paris 1829.